Las Necesidades Básicas de una Mujer de Parto

"Es una meditada explicación acerca de cómo crear nacimientos conscientes y llenos de significado, tanto para las madres como para sus bebés, y de cómo promover cuidados más compasivos. Cada mujer debería leerlo antes del parto y, tras el mismo, compartir su copia con todo el personal de la maternidad y viceversa".

Robyn Sheldon – Autora de *The Mama Bamba Way*

"Una joya muy preciada. Perfección. Todos los hombres y mujeres deberían leerlo y absorberlo".

Liliana Lammers – doula y facilitadora del curso Paramana

"Ruth Ehrhardt, has mezclado la mayor sabiduría sobre el nacimiento en una poderosa lectura tan corta. ¡Desearía haber tenido algo así antes de mis partos!. Lo leí después de tener 5 bebés y aún así aprendí cosas del proceso del nacimiento gracias a la potencia con que presentas la información, llegando a evadirme de todas mis otras lecturas.

Becky Hastings, madre de cinco hijos

"Estando involucrada en el movimiento del parto natural y en casa en Brasil, tu cuadernillo me ha parecido una de las piezas más útiles que he leído acerca de una mujer dando a luz".

Vanessa Schultz, madre de dos hijos (esperando el tercero)

Las Necesidades Básicas de una Mujer de Parto

Ruth Ehrhardt

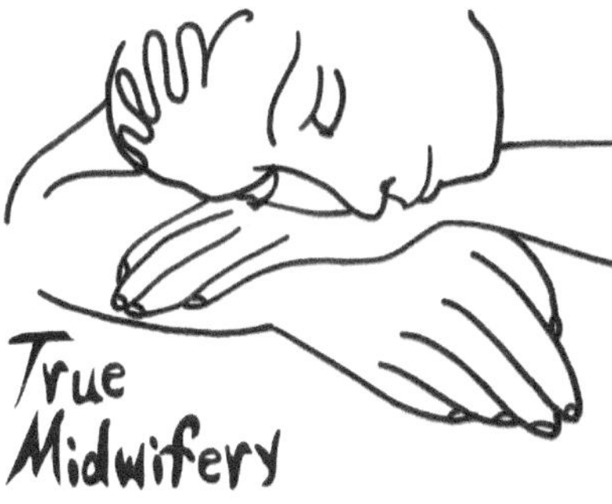

Las Necesidades Básicas de una Mujer de Parto

Ruth Ehrhardt

True Midwifery

Auto Publicado por Ruth Ehrhardt de True Midwifery

P O Box 44070, Scarborough, 7975, Western Cape, South Africa

www.truemidwifery.com

Primera edición en Sudáfrica en 2011

Diseño del libro por Ruth Ehrhardt
Ilustración de la cubierta por The Travelers Cat

ISBN-13: 978-1974307739
ISBN-10: 1974307735

Cuando una mujer da a luz, no está naciendo solamente un bebé sino también una madre.

Cómo la tratamos afectará a cómo se sentirá consigo misma como madre y como progenitora.

Sé suave. Sé amable. Escucha.

A cada madre de ahí fuera, que tu parto sea hermoso.

Prólogo

Hay dos documentos publicados relevantes sobre la fisiología del nacimiento y las necesidades básicas de las mujeres de parto. El primero es un libro enorme escrito hace miles de años. En las primeras páginas de este bestseller, hay algunas líneas sugiriendo una relación entre el consumo del fruto del árbol del conocimiento (lo que se traduce como el saber demasiado o haber desarrollado un neocórtex poderoso) y las dificultades del nacimiento humano. Al final de este libro, podemos leer acerca del nacimiento de un hombre legendario cuya misión fue la de promover el amor. Su madre encontró una estrategia para vencer la dificultad humana: con humildad dio a luz entre mamíferos no humanos, en un establo.

El segundo documento es opuesto al primero en términos de tamaño. Es un cuadernillo escrito por Ruth Ehrhardt, donde se reúne lo más importante acerca del nacimiento de un bebé en un número de páginas tan reducido que es una hazaña. Espero que, en los cinco continentes, todas las mujeres embarazadas, matronas, doulas, médicos, etc. se tomen el tiempo de asimilar los contenidos de esta obra maestra. Será un momento crucial en la historia del nacimiento y de la humanidad.

- Michel Odent

Introducción

Este cuadernillo está inspirado en el trabajo del Dr. Michel Odent.

El Dr. Odent comenzó su carrera en la medicina como cirujano y se vio involucrado en el ámbito de los nacimientos cuando estuvo a cargo del hospital de Pithiviers, a las afueras de París. Pronto se dio cuenta de que los hospitales no favorecían a las mujeres que estaban de parto. Eran demasiado luminosos, estériles, incómodos y carentes de intimidad. Fue el primero en introducir camas bajas (lo que permite un acceso más fácil para que una mujer en proceso de parto suba y baje de ellas con menor dificultad), luz tenue, habitaciones que asemejen el hogar y el agua como medio de alivio del dolor.

El hospital de Pithiviers tuvo tanto éxito que muchas personas viajaba exclusivamente para tener a sus bebés allí. El Dr. Odent trabajó allí desde 1962 a 1985, junto a seis matronas y supervisó alrededor de 1000 partos al año. La maternidad del hospital tuvo unas estadísticas excelentes, con muy bajas tasas de intervención.

Finalmente se trasladó a Londres, donde asistió partos en casa. Nuevamente, pudo realizar observaciones interesantes a través de dicha experiencia. Más tarde fundó el Centro de Investigación de Salud Primal. (Ver www.primalhealthresearch.com)

Durante los últimos 18 años ha estado trabajando con una doula llamada Liliana Lammers. Juntos llevan a cabo el curso de Paramana Doula en Londres.

Liliana es una mujer tranquila y modesta que muestra una fuerza extraordinaria, con una mínima intervención en el nacimiento. Es capaz de proteger un espacio con su sola presencia. Es una fuerza tranquila que hace a la mujer sentirse muy segura durante el parto.

A lo largo de sus muchos años (más de medio siglo) atendiendo partos (unos 15.000) tanto el hospital como en casa, el Dr. Odent ha llegado a la conclusión de que una mujer cuando está de parto necesita muy poco, simplemente ser atendida por una matrona tranquila, no invasiva y discreta, que sepa dejarla a solas cuando lo necesite.

Este pequeño cuaderno es un resumen de lo que he aprendido asistiendo al curso de Michel Odent y Liliana Lammers en diciembre de 2010, leyendo los libros de Michel y de mi propia experiencia y trabajo con mujeres embarazadas y sus partos.

Espero que te sirva de ayuda.

Ruth Ehrhardt
Red Hill
Cape Town
South Africa
2011

Cuando una mujer está embarazada

Cuando una mujer está embarazada está muy sensible. Hay un bebé creciendo en su interior y su cuerpo está cambiando. Mucha de su fuerza y energía está siendo utilizada para crear los bloques de construcción de una nueva persona y puede sentirse cansada, mareada y estar más sensible a ciertas comidas. A menudo se sentirá muy extraña y diferente.

Sus emociones también se verán afectadas por este nuevo cambio en su cuerpo y en su vida. Por esta razón, necesita sentir que quienes están a su alrededor se preocupan por ella y por cómo se siente. Necesita gente que la escuche, especialmente sobre sus sentimientos acerca de su embarazo, el futuro parto y el bebé que está por venir. Estar ahí para una mujer embarazada puede suponer prestar atención a cualquier problema que pueda tener en su vida, con gestos tan simple como cocinar para ella o lavar los platos. Su cuerpo está trabajando muy duro para gestar un nuevo bebé y necesita la ayuda de sus amigos, familia y de la comunidad porque debe estar saludable y fuerte durante este periodo.

Una mujer embarazada necesita comer de forma saludable y descansar cuando lo necesita. Una mujer embarazada necesita divertirse, ¡está gestando un bebé pero eso no significa que no pueda pasarlo bien!. Cuanto más se divierta una embarazada, más sensaciones buenas tendrá su bebé. Los bebés pueden sentir lo que sienten sus madres. Si una madre está triste o enfadada, el bebé lo siente. Si la madre se siente feliz y amada, su bebé se siente feliz y amado también.

Una mujer embarazada puede divertirse de muchas maneras. Puede cantar, bailar, leer un libro, ver una película, puede dar un paseo por la playa o simplemente estar con amigos. También le puede ser agradable estar con otras embarazadas o con mujeres con hijos que tengan buenas historias que contar acerca de sus partos y de su experiencia en la maternidad.

Es importante darse cuenta de que nuestras palabras pueden tener un efecto muy fuerte en una mujer embarazada. Aunque el embarazo, parto y crianza no sean un camino de rosas, debemos ser conscientes de que no es productivo centrarse en las dificultades naturales (las náuseas, la acidez, los tobillos hinchados, el cansancio). Necesitamos recordarle y hablarle del regocijo del nacimiento y de su belleza.

Debemos recordar que la cosa más pequeña puede volver ansiosa a una embarazada. Los proveedores de cuidados a veces no se dan cuenta del poder que tienen sus comentarios y de cómo muchas palabras pueden influenciar los sentimientos de una futura madre. Muchas mujeres salen de la consulta prenatal muy preocupadas por su salud o la de su bebé, como si algo en ellas estuviera mal y a menudo se sienten culpables. Los proveedores de cuidados deberían estar conscientes de esto al momento de conversar con una mujer acerca del gran tamaño de su bebé, del poco líquido amniótico, de su alta presión arterial o de los niveles de azúcar en su orina. A menos que haya un peligro real y presente no deberían preocupar innecesariamente a la embarazada y a su familia.

Preocuparse durante el embarazo puede ser perjudicial y contraproducente.

Cuando una mujer está de parto

"Entrar en trabajo de parto es como quedarse dormida"

El trabajo de parto es un estado diferente, un estado con muchas semejanzas al del sueño. Para empezar son dos estados que no pueden forzarse, simplemente ocurren, a veces cuando menos lo esperamos. No podemos decidir o controlar el momento en que nos quedamos dormidos. Tampoco podemos decidir o controlar el momento en que "entramos en labor de parto". Pero podemos tratar de no entorpecer ambos para que ocurran de manera fácil y eficaz.

El parto es como dormir porque las condiciones que necesitamos para "entrar en trabajo de parto" son muy similares a las que necesitamos para "quedarnos dormidos". Precisamos estar en un lugar en el que nos sintamos cómodas, donde podamos liberarnos de presiones, ansiedades y miedos.

Oxitocina

Cuando una mujer está de parto libera una hormona llamada oxitocina. La oxitocina es la hormona que hace que el útero se contraiga durante el parto y es también **la hormona del amor**.

La oxitocina es la hormona que liberamos cuando estamos disfrutando de una comida deliciosa o teniendo una conversación estimulante. Es la hormona que liberamos cuando estamos haciendo el amor y cuando tenemos un orgasmo. Es la hormona que nos hace enamorarnos y que estimula la producción de la leche cuando una madre está amamantando.

¿No es asombroso que sea la hormona del amor la que trae a los bebés al mundo?

En los hospitales a menudo se administra oxitocina sintética a las mujeres. Tiene diferentes nombres como *Pitocina* o *Syntocinon*. La oxitocina sintética se administra para hacer que el útero de la madre se contraiga, lo que puede ayudar a nacer al bebé. Pero esta oxitocina sintética no es una hormona de amor. No es como la oxitocina segregada naturalmente por el cuerpo de la madre. La oxitocina sintética es sencillamente una hormona que contrae el útero y ayuda a empujar al bebé hacia fuera. Es importante que conozcamos más acerca de los efectos y la función de la oxitocina natural, porque cuando una mujer en proceso de parto está bajo los efectos de la oxitocina sintética puede tener una capacidad reducida para producir oxitocina natural.

¿Cómo se utiliza la oxitocina sintética?

La oxitocina sintética se usa para inducir el parto (esto significa comenzar un parto artificialmente) o para estimular un parto (es decir, acelerar un parto que se ha detenido o enlentecido). La oxitocina sintética también se utiliza para el manejo activo de la tercera fase del parto ayudando a la placenta a salir (se administra una inyección de oxitocina sintética a la madre para ayudar a que la placenta salga rápidamente). También se utiliza para detener el sangrado materno si se suscita una hemorragia postparto (cuando el útero de la madre no se contrae después del nacimiento y empieza a sangrar abundantemente).

Inducción

En estos días es muy común "inducir" el comienzo del parto. Las razones que los proveedores de salud pueden tener para inducir el parto pueden ser: que la madres se encuentre por sobre la fecha estimada para el parto, que el bebé sea demasiado grande o que el bebé o la madre estén sufriendo de alguna enfermedad.

Estimulación

Cuando una mujer se encuentra en trabajo de parto, es común que éste se ralentice o incluso se detenga cuando llega al hospital. Pueden existir múltiples razones para el enlentecimiento repentino del parto como: el brillo de las luces, la realización de un tacto vaginal, la presencia de extraños en la habitación, sentirse observada, cohibida o apresurada, tener frío o estar asustada. Normalmente, si el parto no se pone en marcha nuevamente tras un cierto periodo de tiempo, se recurre a la utilización de oxitocina sintética para estimular el reinicio. Sin embargo, este trabajo de parto es muy diferente al producido por la hormona del amor. Este nuevo trabajo de parto está dirigido por una oxitocina sintética, la cual tiene el efecto de contraer el útero sin los efectos conductuales naturales de la hormona del amor.

*The baby, when he
or she is ready to
be born,
will send a message
that tells the
mother's body that
it is ready.*

*The mother's body
can then begin
labour by slowly
releasing oxytocin,
the hormone of
love.*

*The mother and
baby work together
to bring the baby
into the world.*

*El bebé,
cuando él o ella
está preparado
para nacer,
enviará un mensaje
que le dice
al cuerpo de su madre
que está preparado.*

*El cuerpo de la madre
puede entonces
comenzar
el parto mediante
la liberación lenta de
oxitocina,
la hormona del
amor.*

*La madre y
el bebé trabajan juntos
para traer al bebé
al mundo.*

¿Cómo funciona la oxitocina?

*"La oxitocina es una hormona tímida, por lo que la madre necesita
sentirse cómoda para liberarla."*

Esto tiene sentido ya que es la hormona del amor. Cuando nos sentimos
enamorados nos sentimos seguros. El amor no es algo fácil de sentir cuando
estamos en peligro.

La oxitocina es una hormona quisquillosa. Todo tiene que estar bien para que
esta hormona quiera hacer su aparición. Cuanto más cómodo sea el entorno y
más relajada esté la mujer en trabajo de parto, más será capaz de fluir su
oxitocina.

Sentimiento de seguridad

La mujer en trabajo de parto necesita sentirse segura y a salvo. Los mamíferos
necesitan encontrar un lugar seguro para dar a luz. Un maravilloso ejemplo de
esto son los elefantes; las hembras hacen un círculo alrededor de la madre
elefanta que está de parto con las espaldas vueltas hacia ella, creando una
barrera protectora de elefantas.

Si una mamífera en trabajo de parto se siente amenazada su parto se detendrá
hasta que se encuentre en un lugar seguro. Los seres humanos no somos
diferentes fisiológicamente, también somos mamíferos después de todo.
Mientras que muchas mujeres escogen dar a luz en el hospital porque sienten
que es la opción más segura, a veces descubren que cuando llegan al hospital
sus cuerpos reaccionan de un modo que nos indica que no se están sintiendo
seguras en ese entorno. Las luces brillantes, el tener que conversar e
interactuar con extraños, firmar papeles, responder preguntas, el tictac del
reloj, las habitaciones frías y estériles, las camas altas, la falta de intimidad, los
monitores de latido fetal, entre otros, todo esto puede contribuir a un
sentimiento de inseguridad y a hacer más difícil la aparición de la tímida
oxitocina. Podemos entonces prever un trabajo de parto más largo y difícil.

¿Cómo se preparan otras mamíferas para dar a luz? Buscan un espacio
tranquilo, oscuro, lejos de todo, en algún lugar donde se sientan seguras y a
salvo y donde sepan que no van a ser interrumpidas.

Al final de un embarazo, la mujer necesita algo muy similar. Bromeamos acerca
del "instinto de anidación" cuando al final de su embarazo una mujer limpia
frenéticamente su hogar en preparación para el nacimiento. Algunas mujeres
no pueden descansar hasta que las cortinas están colgadas o el suelo fregado o

todos sus asuntos están resueltos. Hacer eso posibilita que se sientan preparadas para tener a su bebé.

El cerebro racional necesita apagarse
Uno de los ingredientes principales para que haga efecto la oxitocina es que el cerebro pensante se desconecte. Tenemos que asegurarnos de que el cerebro racional de la mujer de parto (llamado neocórtex) no se encuentre altamente estimulado.

Estimulamos el neocórtex durante el parto cuando hablamos con la mujer acerca de cosas lógicas, como cuando le decimos cuántos centímetros ha dilatado o cuando le pedimos que recuerde cuándo rompió la bolsa. Estimulamos su neocórtex con estas observaciones y preguntas y como resultado se enlentece la liberación de oxitocina.

Una mujer necesita ser capaz de comenzar su trabajo de parto suavemente (como quedarse dormida) y no ser "despertada" por el mundo exterior. Si pueden proporcionarle el espacio para apagar su neocórtex, la oxitocina podrá hacer su trabajo.

Sin observadores
Sentirse observada también estimula el neocórtex, por lo que es importante que la madre no se sienta vigilada. Los observadores y gente innecesaria hacen que la madre se sienta acechada. Las cámaras también pueden enlentecer el parto porque pueden hacer que una mujer se sienta observada, lo que la "despertará".

Oscuridad
Es importante que no hayan luces brillantes alrededor de la mujer en trabajo de parto. Cortinas, velas y otras luces tenues ayudarán a suprimir el cerebro racional y ayudarán a estimular la *melatonina*.

Calor
La mujer de parto necesita estar a una temperatura ambiente agradable. Un fuego o una estufa o agua templada son útiles para relajar su cuerpo y su neocórtex, si hace frío. De hecho, sumergirse en agua templada en el momento adecuado (cuando está en fase de parto activa) puede relajar a la madre hasta el punto de hacer que su cérvix se dilate completamente.

Antagonismo de la oxitocina/adrenalina
La adrenalina impide que la oxitocina se libere. La adrenalina es la hormona que producimos cuando estamos asustados, ansiosos, estresados o

tenemos frío. Es conocida como la hormona de la "lucha o huída". La adrenalina suprime a la oxitocina y puede detener completamente el trabajo de parto o hacerlo más largo y doloroso.

Todo aquel que participa en un parto tiene que estar muy consciente de su nivel de adrenalina, porque la adrenalina es contagiosa. Esto significa que si alguien se siente ansioso, asustado o nervioso, todos los de la habitación pronto comenzarán a sentirse de la misma manera. Si estás en un parto y te sientes tenso, nervioso o asustado, intenta calmarte. Si no puedes, será más útil para la madre que abandones la habitación hasta que te sientas mejor.

Echa un vistazo y observa cómo se comportan las otras personas de la habitación. Si te parece que alguien se siente incómodo, puedes hacerle ver amablemente que está bien si él o ella se toma una pausa, que salga de la habitación, que dé un paseo o que se retire a descansar. Se debe hacer en un modo suave y no violento porque si te enfadas o haces que alguien se enfade se genera más adrenalina.

A veces las personas se sienten aliviadas cuando les dicen que pueden tomarse un descanso del parto. Un parto es una experiencia muy intensa y puede ser muy sobrecogedora.

Las Necesidades Básicas de una Mujer durante su parto son:

- Sentirse segura
- Dejar que el cerebro racional (el neocórtex) se desconecte
- Silencio
- Estar en una espacio oscuro o con luces tenues
- Estar en un ambiente a temperatura cálida
- No sentirse observada
- No producir adrenalina

Un plan de parto básico

Este es un ejemplo de un "plan de parto" básico que puedes utilizar como guía para escribir el tuyo.

(escribir el lugar)

Acompañante(s) del parto
1. Mi marido / compañero-a / madre / amiga / etc
2. 2. Mi doula

<u>Para cualquier pregunta durante el parto, por favor no me pregunten a mí, sino que a mi doula o a mi acompañante.</u>

Cuidados:
- Si hay una necesidad real de un tacto vaginal, por favor no me comente los detalles de cuánto he dilatado o la posición del bebé.
- Escuche el corazón del bebé lo menos posible. Escuchar el corazón del bebé más de lo necesario puede entorpecer mi parto.
- Si hay necesidad de escuchar el latido del bebé, por favor hágalo sin pedir permiso, de esta forma no necesito "activar mi cerebro" para responder.
- Por favor, no me ofrezca medicación para aliviar el dolor. Si la necesito la pediré yo misma.

<u>Segunda y tercera etapa del parto:</u>
- Me gustaría un alumbramiento fisiológico, siempre que el parto progrese adecuadamente.
- Inmediatamente después del nacimiento me gustaría tener a mi bebé piel con piel ininterrumpidamente al menos durante una hora.
- Por favor no pongan una pinza o corten el cordón umbilical hasta una hora después del nacimiento de mi bebé.

<u>Después del parto</u>
- ¿Vitamina K? (tú decides) tres opciones: inyectada, oral o no dar vitamina K a mi bebé.

La persona que atiende el nacimiento

"La persona perfecta para atender un nacimiento es una matrona silenciosa y discreta"

La persona ideal para atender un nacimiento debería ser madre, preferiblemente alguien que tenga una actitud positiva hacia el parto y que haya tenido experiencias positivas. Alguien que pueda estar allí para hacer que la mujer que está de parto se sienta a salvo y segura. Alguien que vea al nacimiento como algo normal y que comprenda los factores ambientales que han de tener lugar para que fluya la oxitocina.

Debe ser una persona que comprenda la necesidad de un ambiente tranquilo, evitando las conversaciones y preguntas que puedan estimular el neocórtex de la mujer en trabajo de parto. Debe intentar hablar lo mínimo y responder a tantas preguntas como pueda en lugar de la madre. De esta manera la madre no necesita ser "despertada" de su trabajo de parto.

La persona ideal para atender un nacimiento sabe que las luces brillantes estimulan el neocórtex y por ello se asegura de que las luces sean atenuadas o apagadas o que las cortinas estén cerradas durante el día.

La persona ideal para atender un nacimiento sabe que la mujer de parto necesita estar en un ambiente cálido para relajarse y para que su oxitocina se libere y fluya. Se asegura de que la habitación esté a una temperatura agradable y sabe que una ducha o baño a temperatura del cuerpo (37ºC) puede funcionar muy bien como medida de alivio del dolor.

La persona ideal para atender un nacimiento sabe que la mujer de parto debe sentirse deshinibida y no observada. La persona que atiende el nacimiento desvía la mirada. Sabe también que las cámaras de fotos y vídeos pueden hacer que la mujer se sienta observada y que esto enlentezca el parto.

La persona ideal para atender un nacimiento confía en que el proceso del parto seguirá su curso natural y que la madre y el bebé son los actores principales.

Por encima de todo, **la persona que atiende el parto proporciona un sentimiento de seguridad**. Protege el entorno del nacimiento y hace que la madre se sienta a salvo.

La persona ideal para atender un nacimiento proporcionará un sentimiento de seguridad con su sola presencia.

El reflejo de eyección fetal

"Nadie puede facilitar un proceso involuntario, la clave es no entorpecerlo"

Si la mujer en trabajo de parto ha tenido cubiertas sus necesidades básicas durante las primeras fases de su parto, su cuerpo se preparará para algo llamado el **reflejo de eyección fetal**.

Es muy importante que cuando la mujer está de parto tenga la mayor privacidad posible, de otra manera el reflejo de eyección fetal no tendrá lugar

¿Cómo ocurre?
Cuando el reflejo de eyección fetal está a punto de suceder, la madre se volverá temerosa repentinamente y dirá cosas como "¡me quiero morir!" o "¡matadme!". En este momento sería un error tratar de calmar o apaciguar a la madre con palabras tranquilizadoras.

Muy pronto, tras esto, habrá algunas contracciones muy fuertes. La mujer estará repentinamente llena de energía y querrá estar erguida. El bebé nacerá tras unas pocas fuertes contracciones. El reflejo de eyección fetal es diferente a lo que conocemos como **segunda fase del parto**, que es cuando la madre tiene que empujar al bebé activamente.

Cuando un reflejo de eyección fetal real tiene lugar, la probabilidad de que la madre se desgarre es muy baja y la placenta debería tardar en separarse unos pocos minutos.

Un reflejo de eyección fetal no puede tener lugar si las necesidades básicas de la mujer durante el parto no han sido cubiertas.

Después del nacimiento

¡No despertar a la madre!

Cuando el bebé ha nacido, debería ser colocado sobre la piel desnuda de la madre y deberían ser dejados a solas y sin molestar durante al menos una hora.

Esto significa **no husmear.**

Nadie debería hablar. Nadie debería tomar fotos.

Lo único que la madre y el bebé necesitan es estar cómodos y a una temperatura cálida.

Una vez que el bebé ha nacido, la madre liberará una oleada masiva de oxitocina. Este es el nivel máximo de oxitocina que experimentará en su vida. La oxitocina hará que se enamore de su bebé. También ayudará a que la placenta se desprenda y que su útero se contraiga.

Durante la primera hora después del parto, el bebé se irá adaptando a los efectos de la gravedad y el cambio de temperatura. Es el momento perfecto para que madre y bebé inicien la lactancia de forma independiente.

Corte del cordón

No hay razón para apresurarse a cortar el cordón umbilical tras el parto. Intenta dejar el cordón sin intervención durante al menos una hora tras el nacimiento. No hace daño alguno.

El cordón entre la placenta y el bebé contiene dos arterias y una vena. Las arterias se cierran a los pocos minutos pero la vena permanece abierta y contiene hasta 40 ml de preciada sangre, perteneciente al bebé.

El corte del cordón es un ritual

Durante miles de años, la humanidad ha interferido en el primer contacto entre madre y bebé.

Durante siglos y en culturas diferentes, las madres no tenían permitido tocar a sus bebés a menos que tuvieran el permiso de la matrona, del padre o de un sacerdote. Algunas culturas decían que el calostro (la primera "leche" que la madre produce durante los primeros días tras dar a luz, altamente nutritiva y rica en anticuerpos) era venenoso y por tanto el bebé tenía que tomar gachas, la leche de otro animal o la leche de otra mujer. Algunas culturas aclaman a gritos el nacimiento de un bebé, "despertando" a la madre. Otras necesitan limpiar o pasar el bebé a través de humo antes de que sea sujetado por su madre.

Nuestro ritual moderno es felicitar a la madre, cortar el cordón, alumbrar la placenta apresuradamente, comprobar si hay llanto, tomar fotos, pesar y medir al bebé, invitar a otros a la habitación para ver al bebé y hacer comentarios sobre el parto y el bebé junto a la madre.

Es un hecho extraño, el que uno de los grandes descubrimientos del siglo XX sea, que *el bebé necesita a su madre inmediatamente tras el nacimiento y nada más.*

El futuro

Hoy la mayoría de las mujeres están dando a luz sin utilizar sus hormonas naturales. Sus partos son inducidos o estimulados.

Muchas, están dando a luz mediante cesárea.

Incluso si dan a luz sin intervención, esa primera hora sagrada tras el nacimiento es perturbada.

Estamos haciendo todo esto sin una comprensión de las necesidades básicas de una mujer que da a luz, ni el conocimiento de los efectos que esto tendrá en el futuro.

Una historia

Una matrona se sienta en una habitación oscura.

Tiene un chal envuelto alrededor de sus hombros.

Una vela parpadea sobre la mesa.
Está tejiendo.

Desde otra habitación, se oye el suave gemido de una mujer. La matrona continúa tejiendo. La mujer en la otra habitación se vuelve de nuevo silenciosa.

La matrona continúa tejiendo. Tras unos pocos minutos se escucha de nuevo el gemido en la otra habitación y la matrona sonríe para sí misma mientras sigue tejiendo.

Pasa algo de tiempo y la matrona se levanta y abandona la habitación. Va hacia la cocina. Se le oye encender la caldera.

La mujer en trabajo de parto sigue gimiendo y quejándose – parece que el dolor se intensifica.

La matrona regresa con una taza de té caliente y un plato de galletas. Mojas sus galletas y bebe su té.

La mujer sigue gimiendo suavemente en la habitación contigua.

La matrona está sentada en una mecedora y ahora se mece silenciosamente mientras la mujer continúa con sus sonidos.

La matrona se queda dormida.

La matrona dormita por un rato, mientras los sonidos de la madre se intensifican.

La madre empieza a gritar. Siente que el dolor es demasiado. Tiene miedo de que se vaya a morir.

La matrona abre los ojos y escucha en silencio. Se levanta despacio (sus huesos crujen un poco) y camina lentamente hacia los sonidos de la mujer.

Silenciosamente, como un gato, la matrona se desliza en la habitación donde está la madre.

La madre está gruñendo y gritando y el bebé ha nacido.

El bebé está llorando.

La matrona sale de la habitación.

La madre está arrullando a su bebé.

La matrona camina a paso lento de vuelta a su silla, se sienta, sonríe suavemente para sí misma y continúa tejiendo.

Acerca de la autora

Ruth Ehrhardt es Matrona Profesional Certificada y doula.

Nacida originalmente en Suiza, Ruth Ehrhardt se trasladó a Sudáfrica con su madre sudafricana y hermana menor cuando tenía ocho años y ha vivido allí desde entonces. La madre de Ruth, Carol, compró una granja de proteas, una flor nativa de Sudáfrica, a una hora de Ceres (una pequeña ciudad, aproximadamente a dos horas y media de Ciudad del Cabo) y accidentalmente "se encontró" recibiendo a los bebés de las trabajadoras que daban a luz en la granja local, quienes la llamaban por sus "manos sanadoras".

Carol fue la matrona del primer parto de Ruth.

Madre de cuatro hijos nacidos en casa, Ruth primero se formó como doula WOMBS con Irene Bourquin en Sudáfrica y después asistió al curso de doula Paramana con el Dr. Michel Odent y Liliana Lammers, en Londres. También ha estudiado Matronería Avanzada con Ina May Gaskin, Pamela Hunt y las Farm Midwives.

Con su compañera Lana Petersen, lanzó *Home Birth South Africa* (www.homebirth.org.za), una base de datos web para aquellos que buscan información y consejo sobre el parto en casa en Sudáfrica. Además, juntas llevan a cabo los *Encuentros sobre Parto en Casa en Ciudad del Cabo*, una reunión trimestral para aquellos que buscan información y apoyo sobre el parto en casa.

Actualmente trabaja con Caitlyn Collins y Lana Petersen.

También se ha formado como facilitadora y formadora de *Helping Babies Breathe* (ayudando a los bebés a respirar) y realiza trabajo voluntario para *Operation Smile*.

Es una defensora de los derechos de las mujeres, madres y bebés y participa en varios proyectos para fomentar la educación y el apoyo en estas áreas.

Escribe regularmente en su sitio web personal y blog www.truemidwifery.com

Nota de la autora

Este libro ha sido muy bien recibido por quienes lo han leído. La idea era hacer un resumen de algo tan simple y aún así tan pasado por alto. Algo que puede marcar la diferencia en un nacimiento, en la madre a su bebé y en el futuro de la humanidad.

Es mi misión propagar este pequeño pero poderoso mensaje tan lejos y tan ampliamente como sea posible y he comenzado por escribir este pequeño libro que es fácil de leer y comprender y barato de reproducir.

Me gustaría traducir este trabajo a tantos idiomas como sea posible – si quieres contribuir con esto, por favor, comunicate conmigo.

Si quieres encargar copias, por favor, contáctame. Este libro también está disponible en formato descargable PDF al precio de tu elección desde mi sitio web: www.truemidwifery.com

Gracias,

Ruth Ehrhardt
Suurbraak/X!airu
South Africa
2013

Para más información visita las páginas web del Dr. Michel Odent

www.wombecology.com

www.primalhealthresearch.com

Puedes contactar con Ruth Ehrhardt en:

ruth@homebirth.org.za

El sitio web personal de Ruth es:

www.truemidwifery.com

"Espero que, en los cinco continentes, todas las mujeres embarazadas, matronas, doulas, médicos, etc. se tomen el tiempo de asimilar los contenidos de esta obra maestra: será un momento crucial en la historia del nacimiento y en la historia de la humanidad."

Michel Odent